AF314923

# TRAITÉ

### DU

# TIC DES CHEVAUX

### ET

# DE LA VIEILLE COURBATURE

### (MALADIES ANCIENNES DE POITRINE).

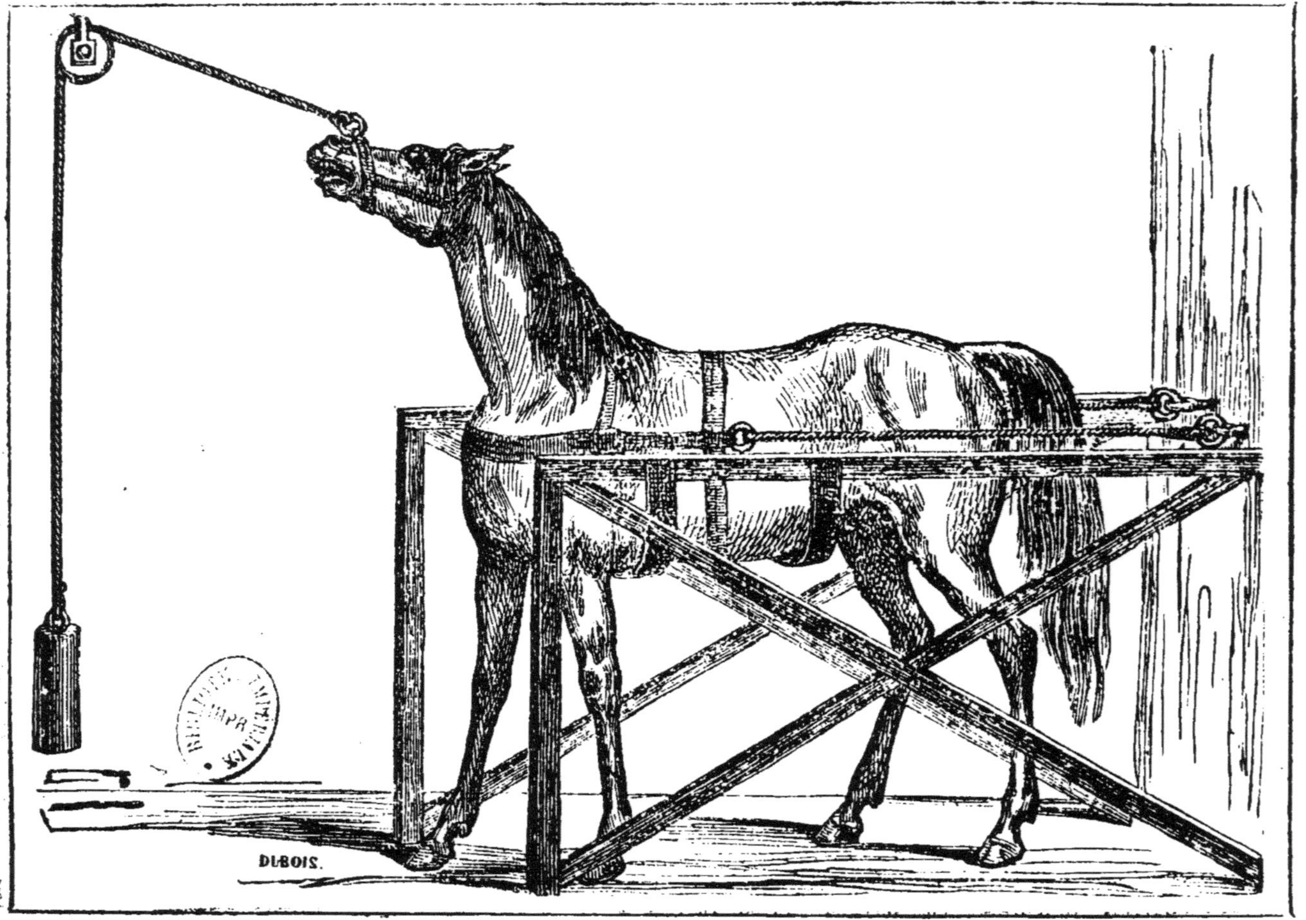
DUBOIS.

# TRAITÉ

## DU

# TIC DES CHEVAUX

### ET

## DE LA VIEILLE COURBATURE,

### OU

### PROCÉDÉS PRATIQUES

## POUR GUÉRIR CES DEUX VICES,

Par Frédéric BONNEVAL,

Médecin-Vétérinaire,
Membre correspondant de plusieurs sociétés savantes.

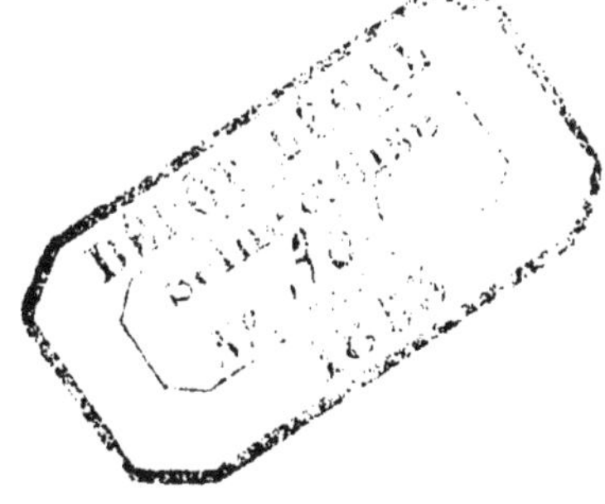

❧✳❧



## PARIS,

### A. RAYNAL, LIBRAIRE,

13, rue Pavée - Saint - André - des - Arts, 13,

*Près du quai des Grands-Augustins.*

# AVANT-PROPOS.

En livrant à la publicité les résultats que j'ai obtenus par mes procédés de guérir infailliblement le tic des chevaux et l'affection connue en jurisprudence vétérinaire sous le nom de *Vieille Courbature (bronchite chronique, catarrhe bronchique, catarrhe pulmonaire)*, je n'ai pas la prétention de rendre ce travail important par son style ; cette tâche serait au-dessus de mes forces. Je me suis seulement appliqué à décrire, avec le plus de clarté possible, le produit de mes travaux, afin de me faire comprendre et de me mettre à la portée de toutes les intelligences.

Je suis persuadé aussi que les amateurs et les marchands de chevaux me sauront gré de mes efforts, car le traitement que j'indique pour chacune de ces affections, doit désormais faire disparaître de ce commerce deux vices rédhibitoires, dont celui surtout qui fait le sujet de la seconde partie de mon Mémoire, est un de ceux qui donnent le plus de matière à des contestations à la suite des ventes et achats de chevaux. Ainsi qu'importera maintenant à l'acquéreur d'un cheval, qu'il tique ou qu'il soit atteint d'une bronchite chronique; la gravité de ces deux vices ne devra-t-elle pas s'effacer devant la certitude des moyens efficaces

qu'il aura en sa possession pour y remédier? D'un autre côté, les pertes de temps,
les tourments et les dépenses qu'entraînent toujours les procès, préjudiciables
même pour la partie gagnante, ne de-
vront-ils pas disparaître également devant
les résultats obtenus par les traitements
que j'indique, et auxquels sera due la
guérison entière du sujet qui y aura été
soumis convenablement.

J'aurais pu faire un volume beaucoup
plus important en réunissant tous les
nombreux cas de guérison dont j'ai été
témoin ; mais je ne citerai à la fin de cet
ouvrage que quelques faits détachés, et
si je fais connaître les noms, c'est afin
qu'on ne mette pas en doute ce que
j'avance.

C'est donc véritablement un traité pratique, que l'on peut consulter avec con-

fiance et dont on peut user avec pleine certitude de succès.

Je m'estimerai heureux si le but que jai cherché est atteint : propager dans toutes les classes, et surtout parmi les cultivateurs, les moyens de préserver et guérir leurs chevaux de ces deux vices, et par là éviter une foule de contestations en matière de vices rédhibitoires.

**F. BONNEVAL,**
Médecin-Vétérinaire,
Et Secrétaire de la Société de médecine vétérinaire
de Libourne ( Gironde ).

# Première Partie.

## DU TIC DES CHEVAUX.

# DU TIC DES CHEVAUX.

On nomme TIC, une habitude vicieuse particulière à un animal, mais plus spécialement au cheval, et qu'il contracte le plus ordinairement par imitation.

La plus commune de ces habitudes est celle qu'a le cheval de poser les dents incisives sur la mangeoire, sur la longe de son licou ou sur tout autre corps environnant, et, dans cette attitude, de faire entendre un bruit particulier, nommé rot, dû aux gaz qui s'échappent de l'estomac.

Quelquefois le cheval exécute la même action et fait entendre le même bruit, sans prendre aucun point d'appui; dans cette circonstance on le nomme tic en l'air.

Ces deux actions sont rangées sous la même dénomination et ne constituent qu'un seul et même vice; elles sont graves, non-seulement parce qu'elles entraînent toujours la perte des individus qui en sont atteints, mais encore parce que le vice qu'elles constituent est contagieux par imitation ; c'est en raison de cette transmissibilité si facile, que le tic, lorsqu'il existe sans usure des dents, a été, en jurisprudence vétérinaire, rangé au nombre des vices rédhibitoires (1), et que, dans l'armée, il constitue un cas de réforme pour le cheval qui en est atteint.

Anciennement plusieurs vétérinaires, et notamment l'École d'Alfort, ont fait de nombreuses expériences pour arriver à un moyen efficace de détruire cette mauvaise habitude ; toutes ont échoué.

Ne trouvant aucun spécifique assez puis-

(1) Loi du 20 mai 1838, concernant les vices rédhibitoires, etc., art. 1er.

sant pour guérir le tic, on a pensé que ce vice pourrait bien ne pas être l'effet de l'habitude, comme on l'avait d'abord cru, et dépendre peut-être d'une altération plus ou moins profonde de quelque organe ou de quelques fonctions importantes. On a consulté l'anatomie pathologique, laquelle a démontré, dit-on, des lésions graves, profondes, dans les organes de l'appareil de la digestion ; dès ce moment, le tic n'a plus été considéré que comme le symptôme morbide d'une affection importante de l'estomac, dont la marche est excessivement lente, et qui est irrémédiable.

En présence d'opinions émanant de sources aussi puissantes et des faits souvent contradictoires que nous avons été à même d'observer, nous avons longuement médité sur la nature de ce vice et fait de nombreux essais ; nous avons aussi interrogé les cadavres de sujets morts atteints de ce vice : quelques-uns, en effet, nous ont démontré, à l'autopsie, des lésions graves dans l'appareil digestif ; chez d'autres, et c'est le plus grand nombre, nous n'avons rien trouvé qui pût nous faire même soupçonner la moindre affection de ces organes.

Cependant, avant d'émettre notre opinion dans une question aussi importante, pour qu'elle fût d'un certain poids dans la balance scientifique, nous avons voulu qu'elle fût appuyée par des données moins contestables ; il ne s'agissait pas seulement de démontrer que tous les chevaux tiqueurs n'étaient pas atteints de lésions graves de l'estomac, mais de prouver aussi que, chez beaucoup d'autres qui n'avaient jamais contracté ce vice, on avait rencontré, à l'autopsie, les désordres dont nous avons déjà parlé.

En jetant un coup d'œil rétrospectif sur une clinique de seize années consécutives dans une clientèle nombreuse, nous nous sommes rappelé avoir observé des cas nombreux de chevaux morts à la suite de maladies de poitrine bien caractérisées, de morve ou abattus pour cause d'accident ( une jambe cassée par exemple), à l'autopsie desquels nous avons rencontré des lésions profondes des organes digestifs, sans cependant que ces animaux aient tiqués pendant leur vie. Partant de ces faits, nous avons donc pensé que si le tic était l'effet morbide des lésions dont nous avons parlé, il devrait en résulter que tous les chevaux atteints de maladies graves de l'estomac, devraient tiquer, tandis que jusqu'ici l'expérience ne nous a encore démontré rien d'approchant.

Lorsque les chevaux ont contracté cette habitude depuis un certain laps de temps, nous ne nions pas que le tic ne devienne la cause principale des désordres graves déjà mentionnés, c'est même notre avis ; car les chevaux qui en sont atteints depuis long-temps ne prennent qu'imparfaitement leurs repas ; par les rots répétés qu'ils rendent, ils introduisent dans leur estomac une certaine quantité d'air, qui est toujours assez abondante pour le distendre de façon à l'empêcher d'exécuter ses fonctions, d'où il résulte que le peu d'aliments ingérés dans cet organe le surchargent et, que ne subissant pas assez vite le degré d'animalisation voulu pour un commencement de digestion normale, ils entrent bientôt en fermentation acide, phénomène duquel résultent de légères inflammations qui, souvent répétées, aggravent l'état de l'animal, puis occasionnent des coliques fréquentes, qui entraînent toujours l'amaigrissement du cheval et souvent sa mort, dans un état de marasme complet.

D'après ces considérations, il résulte que ce n'est point dans les lésions profondes de l'appareil de la digestion qu'on doit admettre le siége du tic, mais bien dans une habitude vicieuse, contractée d'abord volontairement, laquelle, par son invasion rapide de la trame nerveuse du système musculaire en entier, finit par devenir grave, pernicieuse, et s'exécuter involontairement.

Le siége du tic étant bien déterminé, il nous reste à en rechercher la cause, afin de pouvoir nous baser sur des données certaines pour établir un traitement préservatif sûr et efficace.

Après de nombreuses observations, nous sommes porté à croire que la cause de cette habitude est l'inaction dans laquelle on laisse les chevaux à l'écurie dans l'intervalle des repas, chaque fois que le travail auquel ils sont soumis ne les fatigue pas suffisamment pour les forcer à prendre du repos dès qu'ils ont mangé, ou qu'on ne leur donne pas dans le râtelier un peu de paille pour distraire leur oisiveté ; nous en avons un exemple dans les administrations où les chevaux font un service pénible, les postes, les diligences, toutes les voitures publiques, etc., etc. ; le nombre des tiqueurs, eu égard à la quantité de chevaux qu'ont ces administrations, est presque insignifiant ; tandis que dans l'armée, dont le service est léger et la ration de fourrage trop médiocre, le nombre en est considérable.

# MOYENS PRÉSERVATIFS.

Le meilleur moyen qu'on doit employer pour s'opposer à la propagation du tic dans les écuries où il y a plusieurs chevaux, c'est d'en expulser immédiatement ceux qui en sont atteints, de procurer à ceux qui ne tiquent pas un exercice suffisant, qui, sans trop les fatiguer, les oblige à se livrer au repos dès qu'ils ont pris leurs repas, et, pour ceux qui ne sont soumis qu'à un service léger, tels que les chevaux de luxe et de l'armée, il faut dans l'intervalle des repas, constamment leur tenir de la paille, dans le râtelier, afin qu'ils s'occupent à la tirer et puissent se distraire.

Maintenant que nous sommes convaincu que le tic est l'effet d'une habitude dont le siége gît dans la trame nerveuse du système musculaire, et que nous avons indiqué les moyens propres à employer pour en préserver les chevaux qui n'en sont pas atteints, il nous reste à rechercher un moyen qui, sans exposer l'animal au moindre danger, soit cependant assez fort et d'une action assez puissante pour réagir à la fois sur toute l'économie animale, et principalement mettre en jeu, pendant un certain laps de temps, les systèmes nerveux et musculaire du cheval, seul moyen qu'on puisse opposer avec quelques chances de succès à une habitude de cette nature.

Nous n'entreprendrons pas ici l'analyse des divers procédés employés jusqu'à aujourd'hui contre le tic, nos facultés ne seraient pas assez fortes pour atteindre ce but; nous nous contenterons seulement, quelque absurdes qu'ils soient, d'en énumérer quelques - uns, pour démontrer le peu de sollicitude dont l'étude de ce vice a été entourée.

Ainsi, quelquefois c'est un petit coin en bois qu'on implante dans le palais du cheval, entre les pinces, pour l'empêcher de tiquer; d'autres fois, ce sont des clous dont on garnit le bord de la mangeoire, ou c'est un collier en cuir, souvent garni de pointes à ses bords, au moyen duquel on serre quelquefois la gorge d'une telle façon, qu'on finit par provoquer au cheval une affection du larynx, qui le fait corner; ce qui fait qu'au lieu d'un vice il en a deux; enfin une foule d'autres moyens plus ou moins absurdes, qui sentent trop l'empirisme, pour que nous pensions ne pas devoir nous abstenir d'en parler.

Le procédé que nous proposons d'employer pour la guérison du tic, nous a constamment réussi; bien que nous n'ayons pas la prétention de le poser comme entièrement infaillible dans toutes les circonstances, nous ajouterons cependant que, jusqu'ici, aucun procédé auquel on puisse appliquer l'ombre de la moindre théorie, n'a encore paru, et que jusqu'à présent personne n'est arrivé à un résultat aussi heureux pour la science et si avantageux pour le commerce des chevaux, car, le tic guéri, c'est un vice rédhibitoire de moins en jurisprudence vétérinaire, par conséquent une foule de contestations abolies.

Cependant il ne faut pas trop se hâter de croire que le procédé que nous allons indiquer puisse être appliqué dans toutes les circonstances avec un égal succès ; ainsi chez les chevaux dont la longue habitude de tiquer a occasionné des lésions graves de quelque organe important, qui ont provoqué un certain amaigrissement et rendu l'animal sujet aux coliques, la cure du vice, si elle n'est impossible, est du moins incertaine, parce que lorsque le cheval est arrivé à un tel état, il est rare que les lésions dont nous avons parlé dans le commencement de notre Mémoire n'existent pas; on comprend alors que, dans cette circonstance, ce n'est plus une habitude qu'on a à combattre, mais une maladie grave, contre laquelle échouerait toute espèce de médication.

# PROCÉDÉ CURATIF.

Pour soumettre un cheval au moyen que nous allons indiquer, il faut choisir une écurie sombre, dépourvue de mangeoire et de râtelier, dont le sol soit entièrement horizontal, y construire une loge immobile de deux mètres de large, et dont la longueur, le cheval étant placé dedans, le derrière tourné vers le fond de la loge et la tête regardant le milieu de l'écurie, ne dépasse pas la pointe de l'épaule de l'animal (1).

Au fond de cette loge, seront solidement scellés dans le mur, au niveau de la hauteur

(1) Voir la gravure, page 4.

des fesses du cheval , deux forts anneaux en fer, écartés d'un mètre environ l'un de l'autre ; dans l'intérieur et de chaque côté de cette même loge , seront aussi solidement placés deux crochets distants l'un de l'autre et destinés à recevoir des sangles qui devront, l'une passer sous la poitrine du cheval et l'autre sous le ventre, disposées de manière non pas à le soutenir, mais à l'empêcher de se coucher si l'envie lui en venait ; puis, en face le milieu de la loge, à 1 mètre 50 centimètres en avant de la tête de l'animal , sera solidement fixée au plancher de l'écurie une forte poulie, destinée à supporter un poids qui variera de 20 à 40 kilos, suivant la force du sujet qui sera soumis à cette influence.

Ces préparatifs terminés, on mettra au cheval un bon licou muni d'un fort anneau en fer à la muserolle , puis une bricole, à laquelle seront adaptés deux bons traits en corde. Ainsi harnaché, on le conduit dans la loge qu'on lui a préparée, on l'y place le derrière vers le fond, on attache les traits à chacun des deux anneaux dont nous avons parlé, en ayant le soin toutefois de les laisser assez longs pour lui permettre de s'écarter d'un mètre environ de la muraille, pour satisfaire le besoin d'uriner lorsqu'il se manifestera ; puis on place les sangles assez haut, de manière cependant à ce qu'elles ne touchent ni le ventre ni la poitrine du cheval ; qu'elles soient là seulement pour l'empêcher de se coucher, dans le cas où la fatigue occasionnée par sa position, l'obligerait à prendre du repos ; on adapte ensuite à la muserolle du licou une bonne corde, assez longue, dont on passe l'extrémité libre dans la poulie ; cela fait, on y fixe un poids, qui, comme nous l'avons dit, varie de 20 à 40 kilos, suivant la force de l'animal.

Ce poids doit toujours être assez lourd pour maintenir l'encolure du cheval constamment tendue et le nez en l'air, de manière à ce qu'il soit obligé, lorsqu'il voudra baisser la tête pour manger ou boire, d'employer un certain degré de force pour vaincre la résistance que lui oppose le poids.

Une fois dans cette position, on laisse le cheval sans lui donner à manger, jusqu'à ce qu'on s'aperçoive que le besoin commande impérieusement ; alors, sans le dégager d'aucun de ces appareils, on lui présente à la hauteur ordinaire d'un râtelier, une demi-botte de foin de bonne qualité, qu'on a soin de lui tenir jusqu'à ce qu'il l'ait entièrement mangée, puis on lui offre un seau d'eau blanche, préparée avec du son et un peu de farine, et aussitôt qu'il a bu on retire le seau.

Dès que le cheval est soumis à ce traitement mécanique, il ne faut pas négliger, dès les premiers moments, de lui faire trois fois par jour, avec un fort bouchon de paille, des frictions sèches sur tout le corps, sur les faces latérales de l'encolure, sur l'épine dorso-lombaire et les membres ; ces frictions devront durer vingt minutes au moins chaque fois.

Le régime et les précautions que nous venons d'indiquer devront être continués pendant huit jours, dans les mêmes conditions ; pendant ce temps, il faut veiller avec beaucoup d'attention, surtout pendant les premiers jours, à ce que le cheval, qui souvent se trouve gêné par ses liens, ne se blesse pas en se tourmentant.

Si le cheval une fois fixé dans sa loge comme nous l'avons indiqué, essaie de se cabrer, comme cela arrive quelquefois, on fixe solidement dans le sol de la loge, tout près des membres antérieurs, deux forts anneaux, auxquels on attache chacun des deux membres au moyen d'une corde ou d'une entrave.

Au bout de huit jours, on débarrasse le cheval de tout cet attirail, puis on lui prépare une bonne litière, sur laquelle on le conduit; à peine y est-il arrivé que souvent il s'y couche, les quatre membres et la tête étendus ; quelquefois, il reste dans cette position douze à quinze heures sans penser à se relever, mais peu à peu les forces reviennent, les membres recouvrent leur souplesse, et au moyen d'une bonne hygiène, il est bientôt entièrement rétabli des souffrances qu'il a endurées pour arriver à perdre cette dangereuse et vicieuse habitude, qu'il avait si facilement contractée.

# VIEILLES COURBATURES

## OU

## MALADIES ANCIENNES DE POITRINE.

*( Bronchite chronique, catarrhe bronchique,
catarrhe pulmonaire ).*

# VIEILLES COURBATURES

## ou

## MALADIES ANCIENNES DE POITRINE.

*( Bronchite chronique, catarrhe bronchique,
catarrhe pulmonaire).*

En jurisprudence vétérinaire, on comprend sous le titre générique de *Vieilles Courbatures*, plusieurs affections de poitrine, plus ou moins graves, mises par la loi au nombre des vices rédhibitoires (1), et qui, dans le commerce des chevaux, sont souvent causes de contestations, dont les résultats sont toujours très-onéreux pour la partie qui en supporte les conséquences.

(1) Loi du 20 mai 1838, concernant les vices rédhibitoires, etc., art. 1<sup>er</sup>.

Le texte de la loi en cette matière n'étant pas toujours en rapport avec la nature de l'affection ou du vice qui fait le sujet de la contestation, il en résulte fort souvent pour l'expert appelé à éclairer la religion du tribunal, une position assez embarrassante.

Ainsi, en jurisprudence vétérinaire, il suffit, pour qu'une maladie soit ancienne, que la cause qui l'a produite soit antérieure à la vente, qu'elle ne soit point apparente dans ce moment, et qu'elle se développe dans le laps de temps voulu (1) pour donner lieu à l'action rédhibitoire.

Ces conditions établies par le législateur sont souvent loin d'être en rapport avec la nature du vice ou de l'affection envisagée au point de vue médical, car, en médecine, il ne suffit pas qu'une maladie soit ancienne pour être chronique ; il faut, pour arriver à ce point, qu'après la période d'invasion de la maladie, il y ait une diminution sensible des symptômes, qui donne à l'animal une

_______________

(1) De neuf jours pour ce cas, loi du 20 mai 1838 concernant les vices rédhibitoires, art. 3.

apparence de santé parfaite, bien que cependant l'affection n'en persiste pas moins et fasse des progrès lents, qui ne peuvent être aperçus que par un œil exercé, à cause de l'état stationnaire dans lequel sont tombés les symptômes, après leur première période de déclin. De cette circonstance, il en résulte une lacune fâcheuse qui, dans le cas de maladies de poitrine, peut donner lieu à des interprétations arbitraires.

En voici un exemple : un marchand arrive d'un long voyage, avec un convoi de bons chevaux ; pendant le trajet ces animaux, indépendamment des fatigues de la route, ont éprouvé les intempéries d'une mauvaise saison ; quelques jours après leur arrivée, plusieurs sont vendus ; dans la huitaine qui précède la vente, ces chevaux qui ont éprouvé, comme nous l'avons déjà dit, des transitions brusques de température, sont atteints d'une légère bronchite (rhume), qui, sans porter une trop forte atteinte à la santé générale, occasionne une toux grasse, accompagnée d'un léger jetage par les naseaux qui, pas plus que l'affection, n'a rien d'alarmant ; cependant, cette légère irritation des bronches , quoique n'étant pas assez forte pour occasionner un peu de fièvre au cheval, fait éprouver un peu de gêne aux poumons dans l'exercice de leurs fonctions, d'où il résulte une petite irrégularité dans les mouvements des flancs ; tous ces phénomènes se passent sans que l'animal témoigne le moindre dérangement dans ses habitudes; sa gaieté est absolument la même qu'à l'état de santé parfaite. Cependant, l'acheteur effrayé, ou peut-être mécontent de son acquisition, ne demandant pas mieux de trouver un prétexte pour rompre son marché, intente l'action rédhibitoire; des experts sont nommés, et le marchand de chevaux est obligé de subir les conséquences du procès, bien cependant que le vice ne fût pas chronique, et qu'au point de vue médical il fût guérissable et ne portât aucune atteinte grave au cheval, qui pût le rendre impropre au service auquel il était destiné.

On comprend combien une telle élasticité du texte de la loi en cette matière est préjudiciable au commerce des chevaux, combien elle peut servir certains ressentiments ou donner lieu à des interprétations arbitraires ; il serait à désirer que le législateur jetât un coup d'œil sur cette importante question, afin de faire disparaître de cette industrie une foule de contestations auxquelles donnent lieu les maladies de poitrine. Nous mettons en fait, sans crainte d'être démenti, que ces affections, à elles seules, occasionnent plus de procès que tous les autres vices rédhibitoires ensemble.

Des diverses maladies de poitrine qui, en jurisprudence, constituent les vieilles courbatures, la bronchite est la plus fréquente, et celle, par conséquent, qui donne le plus souvent lieu à des contestations ; nous ne l'étudierons ici que sous le rapport de l'état chronique. Lorsqu'elle est arrivée à ce degré, elle est grave, et est considérée comme incurable ; c'est seulement à cette époque qu'elle devrait véritablement donner lieu à l'action rédhibitoire.

L'animal qui en est atteint a, au premier abord, pour l'œil peu exercé, toutes les apparences d'une santé parfaite ; il con-

serve souvent un certain état d'embonpoint,
le jeu des flancs est irrégulier, l'inspiration
est longue, l'expiration courte et brusque,
sans cependant s'effectuer en deux temps,
comme dans la pousse; l'animal a moins de
force et transpire plus facilement qu'à l'état
normal ; il a une toux grasse, qu'il fait entendre quelquefois pendant le travail, mais
principalement le matin et le soir ; il sort
par les naseaux , au moment où la toux
s'effectue, des mucosités en plus ou moins
grande abondance, qui quelquefois ont l'aspect du blanc d'œuf, d'autres fois de matière purulente.

La marche de cette maladie est toujours
très-lente, à moins que les animaux qui en
sont atteints ne soient soumis à un service
pénible ; alors les accidents marchent avec
plus de rapidité et activent la perte du sujet.
Quoique cette affection, comme toutes celles
qui sont chroniques, soit considérée en médecine vétérinaire comme incurable, l'expérience nous a cependant démontré que des
soins bien entendus, joints à une médication
convenablement appliquée et appropriée à

l'état du malade, pouvait fort souvent, dans le plus grand nombre des cas, procurer une guérison parfaite.

La médication employée généralement par tous les vétérinaires contre cette affection, n'est que palliative; ils tentent encore quelquefois l'emploi d'électuaires toniques, des dérivatifs à l'intérieur et des révulsifs à l'extérieur, mais les résultats que procure cette médication sont loin de répondre au but qu'ils s'étaient proposé; ainsi les substances dérivatives et les révulsifs qu'ils emploient dans ces sortes de cas ne servent qu'à affaiblir l'organisme, les uns en fatiguant le canal intestinal ou les organes urinaires, selon que l'action des substances employées exerce plus particulièrement son action sur l'un ou sur l'autre de ces deux appareils d'organes; viennent ensuite les sétons, qui, sans rien changer au mode de vitalité de la muqueuse bronchique, dont l'affection latente qui existe depuis longtemps a perverti l'action normale, ne font qu'épuiser l'économie par la perte continuelle qu'éprouvent les animaux, par ce foyer de suppuration établi au moyen du séton.

Ce n'est que dans les médicaments qui ont une certaine action spéciale sur la muqueuse bronchique, qu'on peut s'attendre à obtenir des résultats satisfaisants ; ainsi, lorsque la bronchite est entièrement arrivée à l'état chronique, il est dangereux pour le malade de persister dans l'emploi d'une médication adoucissante et débilitante; les substances toniques seules peuvent procurer des avantages réels, et encore faut-il avoir le soin de les choisir dans celles dont l'expérience a pu constater et prouver d'une manière irrévocable, leur action puissante sur la muqueuse bronchique et la substance pulmonaire elle-même.

Il ne s'agit pas de prendre dans la classe des toniques la première substance venue, comme le font beaucoup de vétérinaires qui, dans ces sortes de cas, emploient des électuaires préparés tout simplement avec la racine de gentiane en poudre, le miel et la valérianne ; l'emploi de cette dernière substance serait rationnel, si la bronchite était compli-

quée de spasmes du poumon ou des bronches;
mais ces sortes d'accidents ne se rencon-
trent guère que dans certains cas particuliers, quand cette affection est à l'état aigu,
et jamais on ne les observe quand elle est
à l'état chronique; quant à la racine de gentiane, nous ne comprenons pas trop l'oppor-
tunité de son emploi dans cette circonstance,
et, de plus, nous ne conseillerons jamais son
usage dans ces sortes de cas, l'expérience
nous ayant démontré d'une manière évidente
son action perturbatrice et nuisible.

La médication que nous mettons en usage
dans les affections catarrhales des bronches
ou du poumon, quoiqu'excessivement simple,
ne nous a pas encore fait défaut, et nous a
toujours réussi dans tous les cas quoique
nombreux où nous l'avons employée.

# TRAITEMENT CURATIF

La première condition à remplir pour commencer le traitement, c'est de donner à l'animal des fourrages de bonne qualité, ne point diminuer sa ration d'avoine et le soumettre à un léger travail; quand il aura chaud, on aura soin de le frictionner fortement sur tout le corps au moyen d'un fort bouchon de paille, puis de le recouvrir immédiatement avec une bonne couverture : il ne faut jamais le faire boire moins de deux heures après qu'il est rentré à l'écurie; il faut, en outre, s'abstenir de toute alimentation rafraichissante, telle que la paille, les carottes, les barbottages, l'orge, etc., etc.; une demi-heure avant chaque repas, on donnera une jointée de son légèrement frisé, dans lequel on mettra un paquet composé de 16 grammes de lichen en poudre, 6 grammes d'antimoine diaphorétique en poudre, et 12 grammes d'oxyde de fer, le tout exactement mélangé; on fera en outre à l'animal, trois fois par jour, des fumigations avec la racine de grande consoude en poudre; ces fumigations seront faites au moyen d'une pelle de foyer, rougie au feu, sur laquelle on met la consoude en poudre, et qu'on expose sous le nez de l'animal, à une distance convenable pour ne pas le brûler.

Ce traitement devra être continué pendant huit jours sans modifications; au bout de ce temps, on augmentera graduellement la dose de chaque substance composant les paquets, de manière à arriver, au bout de quinze jours, à faire prendre au malade, dans chaque paquet, 32 grammes de lichen, 12 d'antimoine diaphorétique et 24 d'oxyde de fer.

Arrivé à cette dose, la toux du cheval devient moins fréquente, sèche, assez semblable à celle d'un cheval poussif ; il s'écoule encore un peu de mucosités par les naseaux, le jeu des flancs se régularise, l'animal résiste mieux à la fatigue et est plus gai. Malgré cette amélioration, on continue encore ce traitement sans y porter d'autres modifications pendant quinze jours à trois semaines ; il est rare qu'au bout de ce terme, le cheval ne jouisse pas d'une santé parfaite.

Nous avons expérimenté cette médication sur un nombre assez considérable de sujets que nous avons eu à traiter de cette affection pendant le cours de notre clinique, qui ne compte pas moins de seize années d'expérience, pendant lesquelles il ne nous a pas été démontré une seule fois qu'un seul cas eût résisté au traitement que nous venons d'indiquer.

# OBSERVATIONS.

Pour terminer l'histoire des deux vices dont je viens de parler, il me reste à citer, pour mieux démontrer l'efficacité des moyens que j'ai indiqués, quelques cas de guérison obtenus sur des chevaux appartenant à des personnes connues. Ainsi, dans le courant de l'été 1838, M. le comte Delaurd, inspecteur général de l'administration des Messageries françaises, et maître de poste à Montguyon (Charente), eut trois chevaux atteints de bronchites aiguës, lesquelles, par la négligence du palefrenier chargé de leur administrer les soins ordonnés par moi, ne tardèrent pas à passer à l'état chronique. Ils toussaient fréquemment pendant la journée; la toux était grasse et accompagnée chaque fois d'un jetage par les naseaux de mucosités blanchâtres, ayant assez souvent l'aspect du blanc d'œuf et d'autres fois de matière purulente. Le jeu des flancs était irrégulier, le pouls était lent, les pulsations excessivement longues, l'artère, par moments, semblait absolument vide, bien que, lorsque la pulsation s'effectuait, son calibre paraissait être entièrement le même qu'à l'état normal. Du reste, ces animaux avaient conservé toutes les apparences d'une santé parfaite : ils mangeaient parfaitement; seulement ils résistaient moins au travail que les autres chevaux; ils étaient essoufflés de suite, transpiraient facilement et toussaient souvent pendant l'exercice.

Je les soumis immédiatement au traitement que j'ai indiqué : deux furent radicalement guéris du vingt au vingt-cinquième jour; le troisième, qui était un cheval entier, alezan, âgé de six ans, qui avait été acheté dans le pays cinq ou six mois auparavant, et

auquel on avait fait faire la monte du printemps, la maladie tint bon pendant un mois
et demi, époque à laquelle je cessai toute
médication, la guérison de l'animal étant
définitivement complète.

A la même époque le sieur N, relayeur de
la même administration, à Guîtres (Gironde),
eut deux chevaux atteints de la même affection ; soumis à mon traitement, ils furent
entièrement guéris au bout d'un mois ;
néanmoins, pour plus de sécurité, le traitement fut prolongé encore pendant quinze
jours.

En 1845, M. E. F., propriétaire à Fronsac (Gironde), avait acheté une jument baie,
âgée de six ans, de race percheronne; au bout
de quatre à cinq jours il s'aperçut que sa
bête toussait beaucoup, avait toujours les
naseaux excessivement sales, le jeu des
flancs irrégulier, et était tout en nage au
moindre exercice. Sauf cet accident, elle
avait, du reste, toutes les apparences d'une
santé parfaite ; par suite d'un mauvais traitement ordonné par un vétérinaire inhabile,
la maladie s'était compliquée d'une dartre

organique. Je fus appelé; au bout de quinze jours qu'elle fut livrée à mes soins, son état s'améliora à tel point, que la dartre avait entièrement disparu, l'affection catarrhale des bronches dura encore près de deux mois et demi; au bout de ce temps, la bête fut entièrement guérie.

Quant à ce qui concerne le tic, je vais parler d'un fait dans lequel je fus obligé de compliquer mon appareil pour y maintenir l'animal qui fait le sujet de cette observation.

Vers le mois de mai 1851, M. de T....., du département du Calvados, était à Paris, où il avait acheté une fort belle jument anglaise bai-cerise, âgée de sept ans, pour la somme de 1,150 francs; un mois après son acquisition, il s'aperçut que la bête tiquait en l'air; il essaya tous les procédés qu'on a l'habitude de mettre vulgairement en usage, aucun ne lui réussit; mandé auprès de lui, je me rendis à son invitation; il me confia sa bête pour être soumise à mon procédé; à peine y fut-elle attachée qu'elle se livra à des mouvements désordonnés, qui me firent craindre qu'il lui arrivât quelque accident; je la retirai immédiatement, et lis sceller au sol de l'écurie deux forts anneaux en fer, à la distance des membres antérieurs, à chacun desquels je mis une entrave munie d'une corde, puis je remis la bête dans la loge, attachée comme je l'ai indiqué, ayant de plus les membres antérieurs fixés aux susdits anneaux, au moyen des entraves qui l'empêchèrent de se câbrer comme elle l'avait fait précédemment. Elle est restée huit jours dans cette position, pendant lesquels on a constamment suivi les moyens accessoires que j'avais recommandés, et au bout de ce laps de temps je l'ai rendue à son propriétaire, entièrement guérie de ce vice.

FIN.

# TABLE.




Imprimerie de RAYNAL, à Rambouillet.

# A. RAYNAL,

## COMMISSIONNAIRE EN LIBRAIRIE,

Pour la France et l'étranger,

**13, RUE PAVÉE-SAINT-ANDRÉ, 13,**

*( Près du quai des Grands-Augustins ),*

## PARIS.

---

# Catalogue

### DES LIVRES DE FONDS ET D'ASSORTIMENT.

---

## 1853.

*M6*

Je profite de l'envoi de mon Catalogue, pour vous faire mes offres de service pour la *Commission en librairie*, à laquelle j'apporte tous les soins, l'économie et la célérité possibles.

Mes conditions sont des plus avantageuses; j'attendrai vos ordres pour vous les faire connaître.

Je suis assuré, M          , que nos relations une fois établies, ne vous donneront que de la satisfaction, et que vous n'aurez pas à regretter de m'avoir accordé votre confiance.

Veuillez, M
agréer mes salutations très-empressées.

**A. RAYNAL.**

# A. RAYNAL,

## COMMISSIONNAIRE EN LIBRAIRIE,

**13, RUE PAVÉE-SAINT-ANDRÉ, 13,**

*Près du quai des Grands-Augustins.*

# MÉTHODE POLONAISE

## INVENTÉE PAR M. A. JAZWINSKI,

### Docteur en Philosophie,

## APPLIQUÉE A LA CHRONOLOGIE ET A L'HISTOIRE.

Cette Méthode de mnémonique, simple et facile, approuvée par nos premières sociétés savantes, et adoptée dans un grand nombre d'institutions, a obtenu

## DEUX MÉDAILLES D'ARGENT

décernées à l'auteur par la Société des Méthodes d'enseignement et par l'Athénée des Arts.

« La routine est le seul obstacle qui puisse s'opposer à l'adop-
» tion de cette méthode, qui a pour but d'abréger les ennuis de
» l'enfance. »

(*Extrait du rapport, signé* LOURMAND.
LÉVI et SABATIER.)

EXTRAIT *du Rapport sur la Méthode d'enseignement de* M. A. Jazwinski, *fait à l'Athénée des Arts en 1833.*

..... Enfin on est en état, après quelques exercices, de répondre à toutes les questions et de faire tous les calculs par cœur. Tel est le degré que nous a paru avoir atteint le jeune élève de M. Jazwinski, après trois à quatre mois de leçons.

Au reste, cet exemple serait peu concluant, attendu q .'un enfant peut être doué, par hasard, d'une mémoire assez prodigieuse pour qu'il soit possible d'en obtenir de véritables tours de force. La plupart des inventeurs de mnémotechnies se sont appuyés sur des phénomènes du même genre, et pourtant leurs inventions n'ont pas duré. Nous n'induirons donc rien d'un exemple isolé. Mais ce qui est plus convaincant, c'est, d'abord, la simplicité du procédé dont chacun peut tirer plus ou moins suivant la mesure de ses talents, et qui, entre les mains d'habiles professeurs, doit avoir des résultats incalculables; c'est, en second lieu, les succès obtenus dans plusieurs institutions de la capitale et notamment chez M. Sabatier, l'un de nos instituteurs les plus justement renommés. Sur 38 élèves qui ont été confiés à M. Jazwinski dans cette maison, plus de 3o, d'après M. Sabatier lui-même, en ont retiré d'immenses avantages, et cela au bout de dix leçons seulement, tant cette Méthode a d'attrait pour les enfants ; tant il est vrai aussi qu'elle est applicable à l'enseignement public non moins qu'à l'éducation particulière.....

Jusqu'à présent nous avons vu l'invention de M. Jazwinski seulement dans ses applications à la chronologie, et le succès en est incontestable. L'auteur pense qu'on peut l'introduire avec fruit dans l'étude de toutes les branches des connaissances humaines....

Au reste, il est facile de comprendre que la Méthode de M. le docteur Jazwinski est fertile en heureux résultats. Quand on ne l'appliquerait qu'à la chronologie, ainsi que l'a fait jusqu'à présent l'inventeur, elle laisserait bien loin tous les procédés mnémotechniques et mériterait l'admiration aussi bien que la reconnaissance des professeurs et des élèves.

En conséquence, la commission, considérant que le principe de la Méthode inventée par M. Jazwinski est aussi simple que fertile en applications utiles, a l'honneur de vous proposer :

1º De lui désigner une séance à laquelle il pourra opérer en votre présence ;

2º De lui décerner, dans votre prochaine séance publique, la médaille que l'Athénée accorde aux auteurs d'inventions utiles.

Arrêté en commission, à Paris, le 2 septembre 1833.

*Signé :* LEMARE, FELLENS, rapporteur, PREVOST.

# APPLICATION

## A LA CHRONOLOGIE ET A L'HISTOIRE.

### ENSEIGNEMENT PRIVÉ.

### Articles nécessaires pour un élève.

Carte chronographique pour l'étude de l'histoire universelle depuis l'ère vulgaire jusqu'à Louis Napoléon, 1 feuille sur papier jésus et explication, brochure in-8 . . . . . . . . . . . . . . . 2 f. »
   *Collée sur toile et pliée.* . . . . . . 3 25

Tableau pour l'étude de l'Histoire de France, sans autres signes que les couleurs, 1 feuille. . . . » 75
   *Collée sur toile et pliée..* . . . . . . 1 50

Tableau symbolique des siècles, 1 feuille avec explication. . . . . . . . . . . . . . . . » 60
   *Collée sur toile et pliée.* . . . . . . 1 »

Tableau muet servant aux exercices, 1 feuille. . . » 30
   *Collée sur toile et pliée.* . . . . . . 1 05
   *Sur carton.* . . . . . . . . . . . » 90

10 Tableaux muets pour les initiales, à 15 c. . . 1 50

20 Tableaux muets d'un siècle, à 5 c. . . . . . 1 »

Boîte de jetons coloriés, pour les exercices. . . . 1 »

Chronologie ancienne et moderne, apprise par un enfant âgé de *neuf* ans, in-8 . . . . . . . 1 25

Chronologie des principaux Événements de l'Histoire de France, suivie des Hommes célèbres français, 1 vol. in-8. . . . . . . . . . . . 1 25

Chronologie des principaux Événements de l'Histoire d'Angleterre, suivie des Hommes célèbres anglais, 1 vol. in-8. . . . . . . . . . . 1 »

Méthode, théorie et application, 1 vol. in-8, orné de 17 pl. . . . . . . . . . . . . . . 3 »

Exercices de chronologie ancienne et moderne (*questionnaire*), in-8. . . . . . . . . . . 2 »

La Société d'Encouragement pour les Lettres et les Beaux-Arts a décerné une médaille à mademoiselle JOLIVET, auteur de ces Chronologies.

*Suite du détail de la Méthode polonaise.*

## ENSEIGNEMENT MUTUEL.

## Articles nécessaires pour la démonstration dans les Ecoles et Pensions.

Collection de 120 armoiries et emblèmes. . . . . 7 fr. »
Tableau en toile avec agrafes pour ladite collection. 3  »
Grand tableau collé sur toile pour l'*Étude des Rois de*
 *France,* sans autres signes que les couleurs. . . 5  »
Grand tableau *muet* de 20 siècles, sur toile. . . . 4  »

*Tous les tableaux, cartes, brochures, etc., portent la signature de l'INVENTEUR et se vendent séparément.*

# CARTE HISTORIQUE DE LA FRANCE,

## Par M^me COSSON, professeur,

Une feuille gravée sur acier et coloriée, 75 c.

La même, augmentée de la Chronologie de France,

In-8o, broché, 2 fr.

## APPROBATIONS.

Les principes de cette Méthode ont été soumis aux jugements de son Excellence notre seigneur l'Archevêque de Bordeaux et notre seigneur l'Évêque de Montauban, qui ont bien voulu, après un examen sévère, les recommander aux institutions soumises à leur direction.

« *Plusieurs communautés de notre diocèse ayant fait l'ex-*
» *périence de la Méthode éditée par* M. PESRON, *je m'em-*
» *presse de la recommander à nos maisons religieuses aux-*
» *quelles elle serait encore inconnue.*

« *Bordeaux, le 14 septembre 1850.*

« † FERDINAND, *Archevêque de Bordeaux.* »

# DISCOURS
## SIMPLES ET MORAUX
### POUR DISTRIBUTION DE PRIX,

A L'USAGE DES PENSIONS DE DEMOISELLES,

Par **M. A. POUJOL**,
Auteur de plusieurs ouvrages d'éducation.
Un volume in-12. Prix : 1 fr.

---

# MUSÉE DRAMATIQUE
## DE LA JEUNESSE,

*Recueil de pièces nouvelles pour pensionnats.*

FÉE (la) DE BRETAGNE, comédie-proverbe en 1 acte.
FLEURS (les) ANIMÉES, monologue pour jeunes filles.
HÉROÏNE (l') DE NOEL, drame en 1 acte.
MOQUEURS (les), comédie en 1 acte.

---

# LEÇONS
# D'UN PÈRE A SON FILS

Renfermant les principes les plus purs de morale et de vraie
religion,

Par **M. DUVAL**, ancien avocat,

1 vol. in-12, broché, 1 fr. 50 c.

Cet ouvrage essentiellement moral, imprimé à plusieurs éditions,
et qui a obtenu l'accueil le plus favorable, est le meilleur guide de
la jeunesse. Nous le recommandons aux mères de familles et aux
pensionnats.

# PRATIQUE RAISONNÉE

### DE LA

# TAILLE DU PÊCHER

### PRINCIPALEMENT

## EN ESPALIER CARRÉ,

#### CONTENANT

Sa culture, sa multiplication, les principes généraux de la taille et leur application à la forme carrée, la taille dite à la Montreuil, celle en palmette à cordons horizontaux, celle en candélabre, et celles en u et en lyre ; les moyens de restaurer les arbres et de remédier aux maladies et accidents dont le pêcher peut être frappé, et la description des variétés de pêches les meilleures à cultiver.

### TROISIÈME ÉDITION.

### Par AL. **LEPÈRE**,

Titulaire d'une médaille d'or décernée par M. le ministre de l'agriculture et du commerce,
Membre de la Société d'horticulture de Paris,
de la Société nationale d'horticulture de la Seine, etc., etc.

### Avec six planches gravées.

DÉDIÉE A M. le vicomte HÉRICART DE THURY,
Président de la Société d'horticulture de Paris.

### Un volume in-8º, 4 fr.

---

# TAILLE DES ARBRES
# EN ESPALIER ET EN PYRAMIDE,

### NOUVELLE MÉTHODE,

Par laquelle cet art est élevé à un haut degré de perfectionnement et tellement simplifié, qu'il est à la portée des personnes qui n'ont aucune idée de la taille, sans qu'elles éprouvent la moindre difficulté.

*Par* URSIN VASSEUR, *Propriétaire à Lisieux.*
Deuxième édition. — In-8º, 2 fr. 50 c.

# INSTRUCTION ÉLÉMENTAIRE

SUR

# LA CONDUITE ET LA TAILLE

DES

# ARBRES FRUITIERS

CONTENANT

Les indications succinctes et précises qui peuvent guider
d'une manière sure dans la plantation, la greffe, l'entretien
et la taille de tous les arbres à fruits de table, par une méthode simple. facile et basée sur la loi de la physiologie
végétale et les exigences de la végétation naturelle à chaque
espèce,

Par **M. CROUX**, horticulteur-pomologiste.

Avec 51 figures explicatives, dessinées et gravées
d'après nature.

Un volume in-8º; prix : 3 fr. 50 c.

# TRAITÉ COMPLET

# DE LA GREFFE,

CONTENANT

## LA DESCRIPTION DE 137 ESPÈCES DE GREFFES,

### PAR LOUIS NOISETTE,

SUIVI DE

## L'ESSAI SUR LA GREFFE DE L'HERBE

### DES PLANTES ET DES ARBRES,

Par le baron DE TSCHUDY,

Et précédé d'une Notice sur LOUIS NOISETTE.

Avec Figures.

**DEUXIÈME ÉDITION,**
Publiée et annotée par M. ROUSSELON.

Un volume in - 12, prix : 2 fr. 50 c.

# NOUVEAU
# PLAN - GUIDE
## GÉOMÉTRIQUE
# DE LA VILLE DE PARIS,
### DIVISÉE EN 12 ARRONDISSEMENTS ET 48 SECTIONS
#### JUSQU'AUX FORTIFICATIONS ;

Avec tous les derniers changements, jusqu'au 1er avril 1853.

Dressé par **BINETEAU**, Ingénieur-Géographe ;

Et gravé sur acier par BARTHELEMIER.

ILLUSTRÉ DE SES PRINCIPAUX MONUMENTS.

Une feuille grand-aigle, coloriée avec soin.

Cart. ou en feuille, 2 fr. 50 c.

Le même, sans les fortifications une feuille grand-jésus,

En feuille ou cartonné, 1 fr.

<hr>

# NOUVEAU

# PLAN DE LONDRES,

### DESSINÉ ET GRAVÉ D'APRÈS LES DERNIERS CHANGEMENTS,

#### ACCOMPAGNÉ

D'une Notice sur Londres, avec la manière de le visiter
en six jours, et de la liste des principaux monuments,
avec le prix d'entrée.

ORNÉ DE FIGURES DESSINÉES D'APRÈS NATURE,

#### ET D'UN

Tableau comparé des Monnaies françaises et anglaises.

Une feuille grand-raisin, cartonné ou en feuille, 1 fr. 50 c.

Le même, sans la Notice, cartonné, 1 fr.

# GUIDE ET FORMULAIRE

## DES

# FABRIQUES DES ÉGLISES

### OUVRAGE UTILE

A MM. les Curés et Desservants,
Vicaires, Fabriciens, Marguilliers, Trésoriers,
Maires, Adjoints, Conseillers municipaux,
Et à MM. les Notaires,
Conseillers de préfecture, Juges de paix, Avoués et Avocats,

### PAR

## M. T. LARADE,

Ancien chef de bureau de sous-préfecture,

### ET M. CAUGÉ,

Prêtre-desservant,

1 fort vol. in-18 de 510 p. et un grand nombre de formules.

### PRIX : 3 fr. 50 c.

---

# GUIDE ET FORMULAIRE

## DES

# GARDES CHAMPÊTRES

## COMMUNAUX ET PARTICULIERS,

## Par M. T. LARADE,

Chef de bureau de sous-préfecture,

### OUVRAGE APPROUVÉ ET RECOMMANDÉ PAR M. LE MINISTRE DE L'INTÉRIEUR,

1 vol. de 350 p. in-18, avec 166 formules de procès-verbaux

### ET LA LOI SUR LA CHASSE,

Commentée et appliquée par les nombreux arrêts des cours d'appel et de la cour de cassation.

## Septième Edition,

*Revue et augmentée de toutes les nouvelles lois.*

### PRIX : 2 FR. 50 C.

*Pour paraître prochainement,*

# GUIDE ET FORMULAIRE

DES

## MAIRES, ADJOINTS, CONSEILLERS MUNICIPAUX
### ET SECRÉTAIRES DE MAIRIES,
### PAR M. T. LARADE,

Ancien chef de bureau de sous-préfecture.

1 vol. in-18 de 500 pages et un grand nombre de formules.

*Prix : 3 fr. 50 c.*

C'est le seul ouvrage qui ait les textes conformes à l'ère impériale.

---

# Deuxième partie.

—

# Catalogue par ordre alphabétique.

## JURISPRUDENCE, MÉDECINE, SCIENCES ET ARTS,
## MORALE, ÉDUCATION, HISTOIRE, AGRICULTURE ET JARDINAGE.

---

Indépendamment des ouvrages portés sur ce catalogue, je me charge de fournir, à des conditions avantageuses, toutes sortes de livres anciens et nouveaux. Je reçois aussi en dépôt tous les ouvrages relatifs aux sciences et aux arts, etc.

---

**ABRÉGÉ DE L'ART VÉTÉRINAIRE**, ou Description raisonnée des maladies du Cheval et de leur traitement; suivi de l'anatomie et de la physiologie du pied et des principes de ferrure, avec des observations sur le régime et l'exercice du Cheval, et sur les moyens d'entretenir en bon état les chevaux de poste et de course, par WHITE ; traduit de l'an-

glais et annoté par M. V. DELAGUETTE, vétérinaire, chevalier de la Légion d'honneur. Seconde édition, revue et augmentée. 1 vol. in-12. . . . . . . . . . 3 fr. 50 c.

**ACADÉMIE UNIVERSELLE DES JEUX,** contenant :
1o leurs règles fondamentales et additionnelles ; 2o leur origine et les principes qui les constituent ; 3o les recherches,
les calculs et les probabilités d'après lesquels il est essentiel
de les jouer ; 4o les principes et la règle du piquet, boston,
wisth, domino, trictrac, etc., etc., et un nouveau Traité
complet de l'Écarté, par L. D···, amateur. 3e édition, 1 vol.
in-12 de 400 pages. . . . . . . . . . . 3 fr.

**AMATEUR DES FRUITS (l'),** ou l'Art de les choisir, de
les conserver et de les employer, principalement pour faire
les compotes, gelées, marmelades, confitures, pâtes, raisi-
nés, conserves, glaces, sorbets, liqueurs de tout genre, ra-
tafias, sirops, vins secondaires, etc. ; par M. LOUIS DU BOIS.
1 vol. in-12. . . . . . . . . . . . 2 fr. 50 c.

**ART (l') DE FAIRE LES VINS DE FRUITS,** précédé d'une
Esquisse historique de l'Art de faire le Vin de Raisin, de
la manière de soigner une cave ; suivi de l'Art de faire le
Cidre, le Poiré, les Aromes, le Sirop et le Sucre de pommes
de terre, etc. ; traduit de l'anglais, de ACCUM, par MM. G···
et OL···. 1 vol. avec planches. . . . . . . 2 fr. 50 c.

**ASTRONOMIE DES DEMOISELLES,** ou Entretiens, entre
un frère et sa sœur, sur la Mécanique céleste, démontrée et
rendue sensible sans le secours des mathématiques, suivie de
problèmes dont la solution est aisée, par JAMES FERGUSSON
et M. QUÉTRIN. 1 vol. in-12. . . . . . . 3 fr. 50 c.

**ANCEPTOLOGIE FRANÇAISE,** ou Traité général de toutes les ruses dont on peut se servir pour prendre les oiseaux, avec une collection considérable de figures et de
pièges propres à différentes chasses ; 11e édition, augmén-
tée d'un Traité complet sur la Chasse aux cailles, aux alouet-

tes et autres oiseaux de champs et de volière, par C. Kresz.
aîné. 1 vol. in-12 de 370 pages. . . . . . . . 3 fr.

**BALANCE ORTHOGRAPHIQUE ET GRAMMATICALE DE LA LANGUE FRANÇAISE**, ou Cours de Philosophie grammaticale; ouvrage au moyen duquel disparaissent toutes les incertitudes, sources de difficultés relatives à nos règles grammaticales et à nos formes orthographiques, par Ch. La Loy. 2 vol. in-8, grand format. . . . . . 8 fr.

**BEAUTÉS DE L'HISTOIRE DE NAPOLÉON BONAPARTE**, contenant les faits mémorables, les actions éclatantes, les pensées remarquables, les traits sublimes, etc.; détails sur son exil et sa mort ; suivies d'un tableau représentant, jour par jour, les siéges, combats, batailles et victoires qu'il a remportés en personne, par C***. 1 vol. in-12 de 350 pages. . . . . . . . . . . . . . 3 fr.

**BOTANIQUE** (la) rendue facile et mise à la portée des jeunes gens, ou Système sexuel des plantes, d'après Linnée. 1 tableau cart. in-12. . . . . . . . . . . 1 fr. 25 c.

**BOTANIQUE.** Classification des plantes phanérogames, d'après la méthode naturelle de Jussieu, modifiée par Loiseleur des Lonchamps et adoptée par Merat. 1 tableau cart. in-12 . . . . . . . . . . . . . 1 fr. 25 c.

**CHASSEUR-TAUPIER** (le), ou l'Art de prendre les taupes par des moyens sûrs et faciles, précédé de leur histoire naturelle, par M. Rédarès. In-18, fig. . . . . . . 90 c.

**COLLECTION DE 144 JETONS** pour récompense, sur carton. . . . . . . . . . . . . . . . . . . » 20 c.

**COMMUNE** (la) **ET LA MILICE DE NANTES**, par Camille Mellinet, imprimeur. 12 vol. grand in-8, à. . . . 6 fr.

**CORRIGÉ DU NOUVEAU COURS DE THÈMES FRANÇAIS** rédigés sur un plan perfectionné, réunissant un grand nombre d'exercices sur toutes les règles de la grammaire française et sur la ponctuation, ouvrage destiné aux élèves qui étudient les principes de notre langue, par JACQUEMART, instituteur primaire. 1 vol. in-12, br.  . . . . 1 fr. 50 c.

**COURS COMPLET ET SIMPLIFIÉ D'AGRICULTURE ET D'ÉCONOMIE RURALE ET DOMESTIQUE.** Seconde édition, revue, corrigée et augmentée de plus d'un tiers, par M. LOUIS DU BOIS, membre de plusieurs sociétés savantes. 9 vol. in-12, chacun de 350 à 400 pages, imprimés sur beau papier avec des caractères neufs, et ornés d'un grand nombre de planches en taille-douce, pour servir à l'intelligence du texte. Prix. . . . . . . . . . . . . . . . 20 fr.

**COURS DE PÉDAGOGIE,** à l'usage des écoles et pensionnats primaires et professionnels de garçons et de filles , et de toute personne qui désire diriger ses propres études et celles des autres, par H.-L. MANSION. 1 beau volume in-8 de plus de 180 pages, broché. . . . . . . . . . 3 fr. 50 c.

**DU CROUP ET DE SON TRAITEMENT PAR LA VAPEUR D'EAU, ETC.,** par WANNER , docteur en médecine de la faculté de Paris. in-8.

**DICTIONNAIRE FRANÇAIS ET CELTO-BRETON ,** par A.-E. TROUDE, chef de bataillon. 1 vol. in-8. . . . 8 fr.

**ÉCOLE DU JARDIN POTAGER,** contenant la description exacte de toutes les plantes potagères, leur culture, les qualités de terre, les situations et les climats qui leur sont propres, leurs propriétés, les différents moyens de les multiplier, le temps de cueillir les graines, leur durée, etc. ; suivie d'un Traité de la culture des Pêchers, par DE COMBLES. Sixième édition, mise en ordre, enrichie d'observations , précédée d'une Notice sur De Combles et ses ouvrages; par M. LOUIS DU BOIS, membre de plusieurs académies et sociétés agronomiques de Paris, des départements et de l'étranger ; auteur du Cours complet et simplifié d'Agriculture, etc. 3 forts vol. in-12. . . . . . . . 4 fr. 50 c.

EFFLAM, idylle bretonne, par Amand Guérin. Brochure in-8. . . . . . . . . . . . . . . . . . . 50 c.

ÉLÉMENTS D'ARITHMÉTIQUE, à l'usage des écoles primaires, rédigés dans le sens de la délibération du Conseil royal d'instruction publique, en date du 22 octobre 1839. *ouvrage adopté par le Conseil de l'instruction publique* (séance du 20 juillet 1841), par M. E. Debrun, licencié ès-lettres, professeur de mathématiques au collége de Sedan. 1 vol. in-18, cart. . . . . . . . . . 75 c.

ESSAI D'HYGIÈNE GÉNÉRALE, par L.-C. Motard, docteur en médecine de la faculté de Paris. 2 vol. in-8. 14 fr.

ESSAI SUR LA VIE ET LA MORT, les maladies, leurs causes et leur traitement, déduits d'une moyenne thermométrique normale de l'organisme, par le docteur Wanner. in-8. . . . . . . . . . . . . . . . . 1 fr.

ÉTUDE DE L'HOMME, considérée sous le double point de vue de la vie animale et de la vie intellectuelle, par Ph. Dufour, D.-M. 2 vol. in 8, papier fin satiné. . . . 6 fr.

FILLE (la) DU MANDARIN, ou la Foi chrétienne aux prises avec l'Idolâtrie chinoise, par l'abbé Charvoz. 1 v. in-8. 2 f.

GUIDE DE L'ACHETEUR DE BESTIAUX, ou Commentaire sur la loi du 20 mai 1838, concernant les vices redhibitoires, par Neveu-Derotrie, avocat. 1 v. in-12. 1 fr. 25

GUIDE DE L'AMATEUR BOTANISTE, ou Choix, Description et Culture des plantes étrangères, de serre et naturalisées, les plus intéressantes par leur feuillage, leurs fleurs et leur odeur, etc., etc., par Olagnier, sous-inspecteur des eaux et forêts de 1re classe. 1 vol. in-12. . . 1 fr. 25 c.

GUIDE ET FORMULAIRE DES FABRIQUES DES ÉGLISES, ouvrage utile à MM. les curés et desservants, vicaires, fabriciens, marguilliers, trésoriers, maires, adjoints, conseillers municipaux ; et à MM. les notaires, conseillers de préfecture, juges de paix, avoués et avocats, par

M. T. LARADE, ancien chef de bureau de sous-préfecture, et M. CAUGÉ, prêtre desservant. 1 fort vol. in-18 de 500 pages et un grand nombre de formules. . . . . 3 fr. 50 c.

GUIDE ET FORMULAIRE des maires, adjoints, conseillers municipaux et secrétaires de mairies, par M. T. LARADE, ancien chef de bureau de sous-préfecture, 1 vol. in-18 de 500 pages et un grand nombre de formules. . . 3 fr. 50 c.

*N. B.* — C'est le seul ouvrage qui ait les textes conformes à l'ère impériale.

GUIDE ET FORMULAIRE DES GARDES CHAMPÊTRES, communaux et particuliers, par M. T. LARADE, employé de sous-préfecture, ouvrage approuvé et recommandé par M. le Ministre de l'Intérieur. 1 vol. in-18 (1851) de 330 pages, contenant 166 formules de procès-verbaux, la nouvelle loi sur la chasse, commentée, et la jurisprudence depuis 1844. Nouvelle édition, revue et augmentée. . 2 fr. 50 c.

HISTOIRE DU DUC ET DE LA DUCHESSE DE MALBOROUGH, par M. C.-G. SIMON (de Nantes). 1 v. in-8. 1 fr. 50

HISTOIRE DES PROGRÈS DE LA VILLE DE NANTES, par A. GUÉPIN. 1 vol. in-18 . . . . . . . . . 2 fr.

INSTRUCTION ÉLÉMENTAIRE SUR LA CONDUITE ET LA TAILLE DES ARBRES FRUITIERS PAR UNE MÉTHODE SIMPLE, ETC., par M. CROUX, horticulteur-pomologiste. 1 vol. in-8, avec 51 fig. explicat. 3 fr. 50 c.

INSTRUCTION SUR LA CULTURE DU CHOU MARIN, par ROUSSELON. in-8. . . . . . . . . . . . 50 c.

INSTRUCTION SUR LA CULTURE NATURELLE ET FORCÉE DE L'ASPERGE, par ROUSSELON. in-8. 50 c.

INSTRUCTION SUR LA CULTURE NATURELLE ET FORCÉE DE LA TOMATE, par ROUSSELON. in-8. 25 c.

INTRODUCTION A L'ÉTUDE DE L'HISTOIRE DU MOYEN AGE, par C.-G. CHESNON. 1 vol. in-8, br. . 2 fr.

JACKI, histoire d'un Singe philosophe, écrite par lui-même,

par Alex. Corby. 1 vol. in-12, orné d'une vignette, par
Raffet. . . . . . . . . . . . . . . . . . 1 fr.

**LEÇONS MÉTHODIQUES D'ARITHMÉTIQUE,** conçues
d'après un nouveau plan, avec des questions théoriques et
pratiques, un très-grand nombre de problèmes et d'exercices
pour le calcul mental, par A. Riquier. 1 vol. in-12.   2 fr.

**LEÇONS D'UN PÈRE A SON FILS,** renfermant les principes les plus purs de morale et de vraie religion, par M. De-
val, ancien avocat; 3e édition. 1 vol. in-12. br.  1 fr. 50 c.

**LEÇONS DE STENOGRAPHIE,** d'un précepteur à son
élève, à l'usage des colléges et des maisons d'éducation des
deux sexes, par M. Boutin. 1 vol. in-12. . .   1 fr. 50 c.

**LE LEGS D'UN PÈRE,** par Mlle Ulliac Trémadeure, ré-
dacteur en chef du Journal des Jeunes Personnes. 1 vol.
grand in-18, br. . . . . . . . . . . . . 1 fr. 50 c.

**MANUEL COMPLET DU SYSTÈME MÉTRIQUE,** appliqué aux nouvelles mesures, par MM. A. et J.-L. Ernaux.
1 vol. in-8. . . . . . . . . . . . . . . 1 fr. 50 c.

**MÉMOIRE SUR LE MAGNÉTISME ANIMAL** et sur son
application au traitement des maladies mentales, etc., par
G. Simon (de Nantes). Brochure gr. in-8. . . ·  60 c.

**MÉTHODE MNÉMONIQUE POLONAISE,** inventée par
J.-A. Jazwinski, approuvée par nos premières Sociétés sa-
vantes, et adoptée dans un grand nombre d'institutions.
(Voir pour le détail à la page 3 de ce catalogue.)

**MINÉRALOGIE INDUSTRIELLE,** ou Exposition de la nature, des propriétés, du gisement, du mode d'extraction, et
l'application des substances minérales les plus importantes
aux arts et aux manufactures, par M. Pelouze, employé
dans les forges et fonderies, auteur de l'Art du Maître de
Forges. 1 vol. in-12 de près de 600 pag. . . . . . 5 fr.

**MORALE EN ACTION DU CHRISTIANISME,** recueil pu-
blié sous le patronage de M. l'abbé Marduel, chanoine

de Paris. Le tome 1er est épuisé. — Le tome 2 seulement. . . . . . . . . . . . . . . . . . . . . . . 3 fr.

NOTICE HISTORIQUE SUR LA VILLE ET LE DOMAINE DE RAMBOUILLET, par MOUTIÉ. 1 vol. in-8. 1 fr. 50 c.

NOTIONS ÉLÉMENTAIRES D'ALGÈBRE, à l'usage des écoles normales primaires et des écoles primaires supérieures, par M. E. DEBRUN, licencié ès-lettres, professeur de mathématiques au collége de Sedan. 1 v. in-18, br. 1 fr. 50 c.

NOUVEAU COURS DE THÈMES FRANÇAIS rédigés sur un plan perfectionné, réunissant un grand nombre d'exercices sur toutes les règles de la grammaire française et sur la ponctuation, ouvrage destiné aux jeunes élèves qui étudient les principes de notre langue, par JACQUEMART, instituteur primaire. 1 vol. in-12, br. . . . . . . . 1 fr. 25 c.

NOUVEAU GUIDE PRATIQUE DE L'AGRICULTEUR dans les maladies les plus fréquentes de l'espèce bovine, et les précautions à prendre pour la saignée qu'on pratique généralement au printemps chez ces animaux, par BONNEVAL, médecin-vétérinaire à Fronsac (Gironde). 1 vol. in-12.

NOUVEAU SECRÉTAIRE UNIVERSEL, ou le Code épistolaire, par P. C. ; nouvelle édition, revue, corrigée et augmentée (1852). 1 beau vol. in-12 de 335 pages. . . 3 fr.

OBSERVATIONS RECUEILLIES EN ANGLETERRE en 1845, par SIMON. 2 vol. in-8, br. . . . . . . . 12 fr.

PATHOLOGIE CANINE, ou Traité des Maladies des Chiens, contenant aussi une dissertation très-détaillée sur la rage, la manière d'élever et de soigner les chiens, des recherches critiques et historiques sur leur origine, leurs variétés et leurs qualités intellectuelles et morales, fruit de vingt années d'une pratique vétérinaire fort étendue, par M. DELABÈRE BLAINE, traduit de l'anglais et annoté par M. V. DELAGUETTE, vétérinaire, chevalier de la Légion d'honneur.

Ouvrage orné de deux planches représentant dix-huit espèces de chiens. 1 vol. in-8. . . . . . . . . . 6 fr.

**PHILOSOPHIE POSITIVE, PHYSIQUE ET PHILOSO-
PHIQUE DE L'HOMME,** applicable à tous les besoins in-
dividuels et collectifs de l'humanité, et particulièrement
destinée aux personnes instruites, que des connaissances
rationnelles appellent à influencer les sociétés modernes,
dédiée aux élèves de l'École polytechnique, par le colonel
Raucourt. 1 fort vol. in-8. . . . . . . 7 fr. 50 c.

**PISCICEPTOLOGIE,** ou l'Art de la Pêche dans les fleuves,
à la ligne volante et flottante. ou *vade me cum* du pêcheur,
et la pêche des poissons de rivière pendant chaque mois;
la pêche aux filets et autres instruments, etc., par J. C***;
4e édition. 1 vol. in-12 de 500 pages. . . . . . . 3 fr.

**PRATIQUE RAISONNÉE DE LA TAILLE DU PÊCHER**
principalement en espalier carré, etc., par Lepère. In-8,
fig. . . . . . . . . . . . . . . . . . . 4 fr.

**PRATIQUE SIMPLIFIÉE DU JARDINAGE,** à l'usage des
personnes qui cultivent elles-mêmes un petit domaine, contenant un potager, une pépinière, un verger, des espaliers,
un jardin paysager, etc., 1 vol. in-18. . . . . 2 fr. 50 c.

**SECRETS DE LA CHASSE AUX OISEAUX,** contenant
la manière de fabriquer les filets, les divers piéges,
appeaux, etc.; l'art de les élever, de les soigner, de les
guérir, etc., par M. G..., amateur. 1 vol. in-18, avec
fig. . . . . . . . . . . . . . . . . 2 fr. 50 c.

**SYSTÈME MÉTRIQUE DES POIDS ET MESURES,** ac-
compagné d'un résumé de numération et du calcul des nom-
bres décimaux, sans aucune comparaison des mesures anciennes et nouvelles, par M. E. Debrun, licencié ès-lettres, professeur de mathématiques au collége de Sedan. 1 v.
in-18, br.. . . . . . . . . . . . . . . . . 25 c.

**TABLEAU DU SYSTÈME DES POIDS ET MESURES**

MÉTRIQUES, par M. E. Debrun, licencié ès-lettres, professeur de mathématiques au collége de Sédan. 1 feuille jésus, coloriée. . . . . . . . . . . . . . . . . . . 1 fr.

TABLEAU POUR AIDER A LA CONVERSION DES ANCIENNES MESURES EN NOUVELLES, et à la comparaison des nouvelles mesures avec les anciennes par M. A. Ernaulx. 1 feuille. . . . . . . . . . 80 c.

TABLEAU THÉORIQUE ET FIGURATIF DU SYSTÈME MÉTRIQUE, par MM. Lourmand, fondateur-professeur du Cours normal secondaire gratuit attaché à la Préfecture de la Seine, et J.-B.-M. Jolly, instituteur primaire, 1 feuille grand colombier. Noir, 2 fr. 50 c.; collé sur toile, 4 fr.; colorié et sur toile, 6 fr.

THÉATRE. MUSÉE DRAMATIQUE DE LA JEUNESSE, recueil de pièces pour pensions et communautés. (Voir pour le détail, page 7 du présent catalogue.)

TRAITÉ DU TIC DES CHEVAUX et de la Vieille Courbature, ou Procédés simples et pratiques pour détruire ces vices, par Bonneval, médecin-vétérinaire à Jonzac (Gironde). 1 vol. in-12.

TRAITÉ COMPLET DE LA GREFFE ET DE LA TAILLE, contenant la description de 137 espèces de greffes, par Louis Noisette, suivi de l'Essai sur la greffe de l'herbe des plantes et des arbres, par le baron de Tschudy. 1 vol. in-12, orné de figures. . . . . . . . . . . . . . 2 fr. 50 c.

TRAITÉ DE CHIMIE APPLIQUÉE AUX ARTS ET MÉTIERS, et principalement à la fabrication des acides sulfurique, nitrique, muriatique ou hydro-chlorique; de la soude, de l'ammoniac, du cinabre, minium, céruse, alun, couperose, vitriol, verdet, bleu de cobalt, bleu de Prusse, jaune de chrôme, jaune de Naples, stéarine et autres produits chimiques; des eaux minérales, de l'éther, du sublimé, du kermès, de la morphine, de la quinine, et autres préparations pharmaceutiques; du sel, de l'acier, du fer-blanc, de la poudre fulminante, etc., etc., par M. J.-J. GUILLOUD, professeur de chimie et de physique; avec planches représentant près de 60 fig. 2 forts v. in-12. .   10 fr.

**TRAITÉ ÉLÉMENTAIRE ET PRATIQUE DES MALADIES DES PORCS**, manière de les traiter et guérir, etc, par BONNEVAL, médecin-vétérinaire à Jonzac (Gironde). 1 vol. in-12.

**TRAITÉ DES MALADIES DES BESTIAUX**, ou Description raisonnée de leurs maladies et de leur traitement; précédé d'un Précis d'histoire naturelle et d'un Traité d'hygiène, et suivi d'un aperçu sur les moyens de tirer des bestiaux les produits les plus avantageux; ouvrage utile aux propriétaires, fermiers, éleveurs et nourrisseurs; par M. V. DELAGUETTE. vétérinaire, chevalier de la Légion d'honneur. . . . . . . . . . . . . . . . 3 f. 50 c.

**TRAITÉ DE PHYSIQUE APPLIQUÉE AUX ARTS ET MÉTIERS**, et principalement à la construction des fourneaux, des calorifères à air et à vapeur, des machines à vapeur, des pompes; à l'art du fumiste, de l'opticien, du distillateur; aux sécheries, artillerie à vapeur, éclairage, bélier et presses hydrauliques, aréomètres, lampes à niveau constant, etc., par J.-J. GUILLOUD, professeur de chimie et de physique; avec pl. représentant 160 fig. 1 fort vol. in-18. . . . . . . . . . . . . . . . 3 fr. 50 c.

**TRAITÉ RAISONNÉ SUR L'ÉDUCATION DU CHAT DOMESTIQUE**, précédé de son histoire philosophique et politique, et suivi du Traitement de ses maladies; par M. R···. 1 v. in-12. . . . . . . . . . . . . . 1 fr. 50 c.

**VOYAGE DANS LE FINISTÈRE**, par Cambry, nouvelle édition, accompagnée de notes historiques, etc., par le chevalier de FRÉMINVILLE, capitaine de frégate. 1 v. in-8. 8 fr.

---

Imprimerie de Raynal, à Rambouillet.

# AVIS ESSENTIEL.

1° Indiquer dans les demandes, d'une manière précise, le titre des ouvrages, leur format, et s'ils doivent être brochés, cartonnés, reliés ou en feuilles.

2° Pour éviter tout malentendu, il faut me désigner avec soin la voie par laquelle mes expéditions doivent être faites, soit diligences ou messagers, roulage ordinaire ou accéléré.

3° On ne peut envoyer par la poste que des livres brochés, mis sous bande. Le prix est de cinq centimes par chaque feuille d'impression en affranchissant au départ.

4° Dans le cas où un ballot serait présenté à nos correspondants avarié ou endommagé, je leur recommande de faire constater par un procès-verbal l'avarie ou le dommage, sans quoi ils perdraient tout recours.

5° Les frais de transport et d'emballage, autres que ceux en papier, restant à la charge du destinataire, les caisses, etc. leur seront cotées au prix coûtant en facture.

6° Les personnes que je n'ai pas l'honneur de connaître voudront bien me donner, suivant l'usage, des renseignements sur leur solvabilité, et m'indiquer au moins deux maisons où prendre ces renseignements.

7° Le manque, dans un envoi, d'un des ouvrages demandés ne peut être, en aucun cas, un motif de refuser l'expédition.

8° Je recevrai en dépôt les ouvrages qui rentreraient dans ma spécialité, promettant d'y donner mes soins.

9° Toute expédition est faite dans le plus bref délai, et avec tous les soins et l'économie possibles.